PLAN

D'UN

COURS D'HYGIÈNE.

PARIS. IMPRIMERIE DE BOURGOGNE ET MARTINET,

rue Jacob, 30.

PLAN

D'UN

COURS D'HYGIÈNE,

PAR

CASIMIR BROUSSAIS,

D.-M., MÉDECIN ORDINAIRE, PROFESSEUR A L'HÔPITAL MILITAIRE

DE PERFECTIONNEMENT

(VAL-DE-GRACE),

AGRÉGÉ PRÈS LA FACULTÉ DE MÉDECINE DE PARIS, ETC.

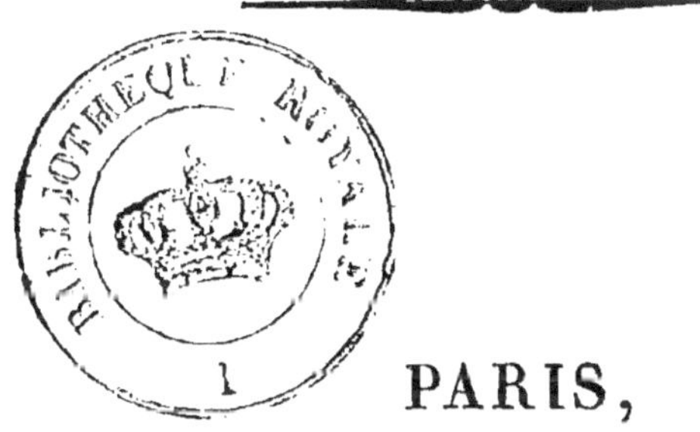

PARIS,

J.-B. BAILLIÈRE, LIBRAIRE

DE L'ACADÉMIE ROYALE DE MÉDECINE,

RUE DE L'ÉCOLE DE MÉDECINE, 17.

DÉCEMBRE 1837.

PLAN

D'UN

COURS D'HYGIÈNE.

L'homme est, de toutes les créatures, celle qui présente l'organisation la plus complète; mais avec ses facultés se sont multipliés ses besoins, et tandis que le végétal, pour vivre, se contente d'un peu de terre et d'eau, que l'animal rencontre partout sa pâture et borne son activité à la satisfaction des besoins du moment, l'homme trouve souvent à grand'peine sa subsistance, et quand il l'a trouvée, sa vie n'est pas encore assurée : il faut qu'il s'abrite, il faut qu'il se vêtisse. Mais ce n'est pas tout encore : libre du souci de sa vie matérielle, il a besoin d'étendre son existence et dans l'espace et dans le temps ; il a besoin d'espérance, de justice et d'affection ; il a besoin de science. Comparez à l'organisation simple du polype l'organisation compliquée de l'homme, vous comprendrez alors que l'admirable chef-d'œuvre de la création n'est pas un jeu, que chaque nouveau rouage ajouté à l'organisme vivant répond à une faculté nouvelle, mais aussi à une nouvelle nécessité; que l'homme a tant de besoins à satisfaire, tant de devoirs à remplir, que sa vie n'est pas assez longue pour y suffire; qu'il a continuellement des obstacles à vaincre; qu'il faut qu'il meure à la tâche; que ce n'est qu'à ce prix qu'il peut se dire et qu'il est le roi de l'univers. Mille jouissances sont attachées à ces besoins nouveaux; mais mille influences nouvelles sont devenues nécessaires à l'existence de l'homme; que quelques unes d'entre elles, qu'une seule quelquefois vienne à manquer, et déjà il n'est plus qu'un morceau de matière inanimée. Sa vie, bercée dans des oscillations perpétuelles, n'est pas deux instants de suite au même niveau. Les mêmes influences le font vivre et mourir; tous ces agents externes qui entretiennent sa santé dans certaines limites, l'ébranlent passagèrement au-delà, l'altèrent profondément plus tard, enfin la brisent subitement dans certains cas.

C'est au milieu de ce tourbillon de puissances actives qui le soutiennent et l'assaillent sans relâche, que le médecin hygiéniste doit aller étudier l'homme, se gardant bien de faire abstraction des modificateurs quand il s'attache à l'organisme, et de l'organisme quand il analyse les modificateurs.

L'hygiène n'est ni de la physiologie, ni de la physique, ni de la chimie ; mais, pour l'asseoir sur des bases solides, il faut la rattacher d'un côté à l'anatomie et à la physiologie, de l'autre aux sciences physiques.

Cette vérité a été généralement sentie par les hygiénistes ; mais s'ils ont fait d'excellents travaux partiels, n'ont-ils pas laissé à désirer dans leur plan général, ainsi que dans l'exécution ? Car ce qui est difficile, c'est, après avoir conçu un plan où l'on puisse et largement s'étendre, et se reconnaître à chaque pas, de rattacher, par une heureuse interprétation, l'homme à ses modificateurs et les modificateurs à l'homme.

L'hygiène est la science de la santé.

On pourrait presque dire que c'est l'histoire de la vie de l'homme, car, qu'est-ce qui n'influe pas sur sa santé ? Cependant circonscrivons notre sujet.

La santé est l'exercice normal des fonctions ; mais c'est un type abstrait dont notre existence fiévreuse se rapproche plus ou moins sans l'atteindre. Entre l'idéal, santé, et la maladie, il y a un intervalle immense, changeant, mobile, nullement théorique ou abstrait, mais positif et pratique, et cet intervalle, c'est presque toute la vie de l'homme, car la santé absolue n'est qu'un mot, ou tout au plus quelque chose de passager, et la maladie un épisode de ce grand drame, qui commence au sortir du sein de la mère et finit sur le seuil de la tombe.

Ainsi le proclame du moins l'histoire des masses.

Dans le fait, on ne rencontre guère ce type normal des fonctions ; leur exercice varie :

1° Suivant la composition, la structure, l'état de l'organisation aux différents âges de l'homme, dans les deux sexes, chez les individus ;

2° Suivant les circonstances extérieures.

Vient ensuite et comme conséquence :

3° La réaction de l'homme qu'il s'agit de diriger.

Étudions donc l'organisation, non pas dans le but d'approfondir la structure du corps humain (anatomie), ni le mécanisme des fonctions (physiologie) ; mais pour reconnaître : 1° dans ses conditions physiques, des causes de trouble ; 2° dans l'exercice de ses fonctions, *l'imminence morbide* (François Broussais).

Étudions les modificateurs, ou agents externes, non pas pour connaître leur origine, leurs propriétés physiques ou chimiques, leurs caractères botaniques ou zoologiques, etc. (sciences physiques et naturelles); mais pour apprécier leur action sur l'organisme.

Ces connaissances acquises, il ne nous reste plus qu'à savoir comment l'homme, être actif et sensible, réagit, par le développement de ses facultés, sur la nature qui vient d'agir sur lui.

Trois mots résument toute l'hygiène, mais trois mots qu'il faut interpréter : organisation, modificateurs, réaction.

De là trois divisions fondamentales en hygiène :

1° Etude hygiénique de l'organisme;

2° Etude hygiénique de ses modificateurs;

3° Étude hygiénique de la réaction de l'homme.

Comparée aux autres classifications, celle-ci nous semble préférable.

En effet, ces autres méthodes se réduisent à deux : 1° celles qui traitent successivement des agents physiques ou des six choses dites non naturelles, pour les mettre en rapport avec l'homme; 2° celles qui suivent un ordre dit physiologique, c'est-à-dire qui passent en revue successivement toutes les fonctions en faisant intervenir, à l'occasion de chacune d'elles, les agents spéciaux qui les modifient.

Les partisans des premières n'ont pas assez

rapproché l'organisation de ses modificateurs, ont presque toujours empiété sur d'autres sciences, sur la physiologie et les sciences physiques , et ont toujours été embarrassés de traiter sans répétition, quelques unes de ces six choses non naturelles.

Les sectateurs de l'ordre physiologique ont étudié l'influence des modificateurs, non pas sur l'homme tout entier, mais sur des organes ou des appareils, donnant tout à la multiplicité et pas assez à l'unité organique; ils n'ont pas exposé , dans toute sa vérité, l'influence réelle de certains modificateurs complexes. Comment connaître la véritable influence de l'air, si on ne rattache l'histoire de cet agent qu'à la respiration, comme si l'air n'agissait que sur les poumons? Dans quel article trouver l'influence des climats, point culminant de l'hygiène? nulle part, car le climat n'a pas de place dans la classification prétendue physiologique (1).

Et cependant on ne saurait nier qu'il n'y ait ,

(1) Nous ne parlons pas de la division de l'hygiène en hygionomie et hygiotechnie dernièrement proposée. Cette idée nous semble une sorte d'anachronisme ; au point où en est aujourd'hui l'esprit humain , tous les efforts des hommes éclairés et philanthropes doivent tendre , non pas à séparer l'art de la science, mais bien à faire pénétrer l'une dans l'autre,

dans cette antique division des matériaux de l'hygiène en *circumfusa*, *applicata*, *ingesta*, *gesta*, *excreta*, *percepta*, quelque chose de séduisant et de vrai ; on ne peut contester que la méthode physiologique introduite en hygiène, n'ait fait mieux connaître cet état mobile et fluctuant que l'on appelle santé. On verra, par les développements de notre plan, que, tout en acceptant ce qu'il y a de bon dans le passé, il a l'avantage de n'empiéter sur aucune science, de n'entraîner à aucune répétition, enfin de ne pas faire de coupes arbitraires dans les objets de nos études.

Jusqu'à présent nous avons parlé de l'hygiène de l'homme, comme s'il ne s'agissait que d'un seul homme (*hygiène privée*); mais le même plan et les mêmes divisions s'appliquent aux hommes réunis en société, sujet de l'*hygiène publique*.

COUP-D'OEIL HISTORIQUE.

Au commencement du cours, *Aperçu sur l'Histoire de l'hygiène*. Trois grandes époques : l'antiquité, le moyen âge, les temps modernes.

1º *Antiquité.*

Subdivision en civilisations : 1º orientale, 2º grecque, 3º romaine.

2° *Moyen âge.*

3° *Temps modernes.*

Subdivision en 1° renaissance, 2° dix-huitième siècle, 3° dix-neuvième siècle.

Influence de toutes les grandes découvertes anatomiques, physiologiques, médicales, physiques et chimiques sur l'hygiène ; progrès de cette science d'accord avec ceux de la civilisation qu'elle réfléchit fidèlement à chaque époque, et dont elle offre à la fois la mesure et le résumé pratique.

HYGIÈNE PRIVÉE.

PREMIÈRE PARTIE.

ÉTUDE HYGIÉNIQUE DE L'ORGANISME.

Il s'agit ici de chercher, dans les conditions physiques de l'organisation, ce qui tend à troubler l'ordre régulier des fonctions, et de surprendre, pour ainsi dire, la santé déjà chancelante, mais pas encore abattue.

A. C'est ce que nous apprendra, d'un côté, l'histoire des particularités qui se rattachent : 1° à la composition chimique et à la structure physique des organes (monstruosités, rachitisme, etc.); 2° aux différentes races; 3° aux tempéraments, constitutions et idiosyncrasies; 4° à l'âge; 5° au sexe (âge moyen, âge probable, maladies, mortalité suivant les âges, les sexes); 6° à l'hérédité; 7° aux habitudes.

B. C'est ce que nous apprendra, de l'autre, l'histoire des troubles fonctionnels qui, légers encore, coïncident avec le maintien apparent de la santé et prédisent si souvent en vain le mal que long-temps on aurait pu détourner. Variations de la chaleur animale.

Dans cette revue des fonctions, il s'agit, non pas de décrire leur mécanisme, mais de signaler les phénomènes qui décèlent les premières irrégularités ; en un mot, de caractériser l'*imminence morbide* dans chaque appareil de l'économie.

Cette histoire a pour but d'éveiller l'attention des hommes et même celle du médecin, trop souvent assoupie tant que le mal n'est qu'en germe, c'est-à-dire tant qu'il est facile de le détourner.

DEUXIÈME PARTIE.

ÉTUDE HYGIÉNIQUE DES MODIFICATEURS.

Les agents dont nous sommes entourés impriment à notre économie des modifications physiques, chimiques et vitales.

Par ses modifications physiques et chimiques le corps humain se rattache au monde inorganique dont il possède les propriétés ; par ses modifications vitales, il témoigne de sa supériorité d'organisation.

Adoptant ici, du moins en partie, la division ancienne des matériaux de l'hygiène, nous demanderons successivement aux *circumfusa*, aux *applicata*, aux *ingesta*, leur influence sur l'économie animale.

1° *Circumfusa.*

Monde, système solaire, terre, constitution géologique des terrains.

De l'air atmosphérique.

Lumière calorique, humidité, électricité.

Atmosphère maritime, continentale; vents; saisons, climats; maladies, mortalité suivant les saisons, les climats.

Altérations de l'air, suite d'émanations par action physique, chimique, vitale; viciations par les végétaux et les animaux vivants sains, ou malades, par les réunions d'hommes dans les ateliers, les manufactures, les prisons, etc., par la putréfaction des substances végétales, animales, animales et végétales réunies (marais, miasmes, etc.).

2° *Applicata.*

Des bains, des lotions, des cosmétiques, des

vêtements d'après les fonctions des organes et les besoins de l'économie.

3° *Ingesta*.

Histoire des aliments et des boissons, suivant les besoins.

Classification des aliments suivant leurs qualités plus ou moins nutritives ou les principes immédiats prédominants (1).

Classification des boissons suivant leur composition et leur action sur l'organisme.

Préparation, altérations, conservation des ingesta; vases et ustensiles destinés à cet usage.

Diététique suivant l'état de l'organisme et ses modificateurs, c'est-à-dire suivant l'état de santé ou de convalescence, suivant l'âge, etc., et suivant les saisons, les climats, etc.; régimes, jeûnes; usage de prétendus dépuratifs, etc.

Dans cette histoire des *circumfusa*, des *applicata*, des *ingesta*, nous nous garderons de nous laisser entraîner à de faciles divagations; nous demanderons successivement à la physique et

(1) Il est probable que l'idée mère de M. Dumas sur le rôle de certaines combinaisons d'éléments primitifs, agissant comme substances élémentaires dans les corps organiques, jettera sur les qualités nutritives des aliments un jour tout nouveau.

à la chimie ce qu'elles savent de ces agents dans leurs rapports avec l'économie vivante; à la physique ses notions utiles sur l'air, sur le calorique, la lumière et l'électricité, ces trois impondérables dont l'application des lois de l'attraction et du mouvement dévoilera peut-être un jour la nature; à la chimie, ses données les plus précises et les plus incontestables sur la composition et les altérations des *ingesta*, sur la composition et les viciations de l'air atmosphérique, etc. Fort de ces connaissances positives, nous entreprendrons de suivre l'action de ces modifications sur l'économie et les changements qu'ils amènent dans l'exercice des fonctions de sensibilité, de contractilité, de composition et de décomposition. Nous verrons comment les impressions portées sur la sensibilité, réagissant aussitôt sur la contractilité, accélèrent le cours du sang; comment le sang accumulé est gêné dans son passage des capillaires artériels aux capillaires veineux; comment il s'altère, se décompose et fournit bientôt les matériaux de tous les vices de sécrétion et de nutrition, de toutes les lésions organiques.

L'histoire particulière des miasmes et des effets généraux des différentes alimentations nous conduit à l'examen de la question de l'altération primitive des fluides, fait incontestable dans un certain nombre de cas, mais qui ne doit point être isolé de l'altération des solides, à laquelle il se rattache étroitement.

TROISIÈME PARTIE.

ÉTUDE HYGIÉNIQUE DE LA RÉACTION DE L'HOMME.

Cette réaction n'est autre chose que l'activité de l'homme déjà mise en jeu par ses modificateurs. Excitée par ses stimulants naturels, elle trouve à se satisfaire par le déploiement des facultés dont l'homme a été doué.

Deux voies sont ouvertes à cette activité; le système locomoteur et le système nerveux lui offrent chacun un vaste champ à parcourir.

1° *Activité musculaire (gesta).*

Besoin de mouvement; exercices actifs, passifs, mixtes, gymnastique; exercices de la voix. Utilité, inconvénients, abus, suivant l'état de l'organisme et les circonstances extérieures.

2° *Activité nerveuse (percepta).*

Penchants, affections, passions; hygiène morale, principes d'éducation.

C'est encore ici une sorte d'imminence morbide qu'il faut saisir, c'est le penchant qu'il faut
montrer à son origine, dans ses premiers essais
de développement, encore incertain du chemin
qu'il va suivre, encore capable de fléchir du
côté de l'ordre, comme du côté du désordre,
vers le bien comme vers le mal. C'est à vous,
médecin, à vous, hygiéniste, de dire ce que
souffre l'organisation humaine d'une direction
vicieuse et ce qu'elle gagne à un développement
harmonique des facultés instinctives, morales
et intellectuelles; c'est à vous de montrer jusqu'où va, jusqu'où peut aller l'influence d'une
volonté forte et éclairée.

Mais ces facultés instinctives, morales et intellectuelles, si elles se rattachent d'un côté à l'organisation dont elles sont l'expression vivante et
animée, combien ne sont-elles pas fortement
influencées par les modificateurs que nous venons
d'étudier! Les passions ne sont point les mêmes,
ni dans tous les climats, ni dans toutes les saisons, ni même à toutes les heures du jour ; une
nourriture plus ou moins succulente, l'usage de
boissons plus ou moins stimulantes, mille circonstances enfin des *circumfusa*, des *applicata*.
des *ingesta* et des *gesta*, les font varier à chaque
instant; la mission de l'hygiène est de faire choix,

parmi ces influences, de celles qui peuvent venir en aide à la raison pour régler la volonté et modérer les passions et les penchants vicieux.

3° *Alternative d'activité et de repos.*

Sommeil et veille.

Résultat général.

Longévité; amélioration physique et morale de l'individu.

HYGIÈNE PUBLIQUE.

PREMIÈRE PARTIE.

1° Caractères organiques des peuples ; caractères physiologiques et moraux qui en dérivent. Développement et exercice des fonctions chez les enfants et les femmes, suivant leur état social.

De la population ; des rapports des décès aux naissances, des deux sexes entre eux ; taille de l'homme, mortalité suivant les âges, le sexe. Choix des hommes, sous le rapport de la constitution, suivant les professions ; recrutement pour les armées de terre, de mer ; de l'âge des troupes coloniales, etc.

2° Dégénération des races, principalement dans les grandes villes ; caractères de l'altération des constitutions, des tempéraments, des fonctions dans les masses.

DEUXIÈME PARTIE.

Circumfusa.

Air des villes ; disposition des rues, des places ; proportion des édifices, des jardins, des terrains libres; emplacement et distribution intérieure des casernes, camps, pensions, hospices, hôpitaux, amphithéâtres, ateliers, etc. ; des maisons particulières, suivant la destination du bâtiment, le climat, les localités, les ressources du pays. Topographies.

Égouts, voiries, cimetières, cours d'eau, fontaines; moyens de chauffage et d'éclairage; améliorations hygiéniques dans les ateliers, les manufactures, les mines, etc.

Classement des établissements incommodes ou insalubres.

Influence des marais, des climats, des causes locales sur le développement des endémies, des épidémies. Des constitutions médicales; de la contagion et de l'infection ; des quarantaines; de l'acclimatement.

Mortalité, âge moyen, âge probable, longévité suivant les professions, les climats, dans les villes, les campagnes, les prisons, les bagnes.

Applicata.

Variétés des vêtements suivant les différents peuples ; bains publics, leur nécessité plus ou moins urgente suivant les professions, etc.; du baptême, des in scriptions sur les registres de naissance sous le point de vue hygiénique.

 De l'usage et du débit des cosmétiques, point de contact avec la médecine légale ou mieux avec la police médicale.

Ingesta.

Alimentations diverses des peuples ; greniers d'abondance, abattoirs, marchés, boucheries, etc. ; approvisionnements ordinaires, en temps de disette ou de guerre, etc., influant sur le développement des épidémies.

Des eaux de puits, de citernes, de sources, de pluie, de rivière ; leurs avantages et leurs inconvénients ; conduite des eaux potables dans les villes, les établissements publics, les maisons particulières.

Altérations et conservation des grains, des subsistances, des boissons ; de leur vente et de leurs dépôts ; des bonbons coloriés ; nouveau point de contact avec la police médicale.

C'est surtout dans cette seconde partie qu'il est nécessaire d'appuyer chaque assertion, chaque conseil sur les recherches statistiques dont celles que publie annuellement le ministre de la justice en France nous offre de si utiles modèles ; car la statistique, née de l'observation des masses, peut fournir pour les cas particuliers des probabilités précieuses, mais ne s'applique rigoureusement qu'aux masses.

———

TROISIÈME PARTIE.

1° *Activité musculaire*.

Gymnases publics, dans les écoles, les casernes, etc. ; exercices dans les ateliers, les infirmeries, les camps, les garnisons, les prisons ; influence des professions qui exercent les forces musculaires et la voix.

2° *Activité nerveuse*.

Influence des modificateurs sur les passions et le moral de l'homme en société. Question physiologique du suicide. Mariage et célibat ; maisons publiques, maisons de jeu ; théâtres ; spectacles ; salles d'asile ; pénitenciers et déportation ; statistique des aliénés.

Instructions morales : loin d'être contraires aux préceptes de l'hygiène, elles trouvent une base solide et une raison suffisante dans les vrais besoins de l'organisme. Principes d'une éducation plus physiologique, qui développe plus également toutes les facultés, et forme enfin un homme complet.

Résultat général :

Lois de mortalité ; âge moyen, âge probable, longévité chez les différentes nations, suivant la civilisation.

Amélioration physique et morale des races, des peuples, de l'humanité.

RÉFLEXIONS GÉNÉRALES.

Tel est le plan d'un cours d'hygiène tel que je le conçois, telle en est du moins la carte géographique, le cadre, le squelette inanimé. Maintenant quelle vie va circuler dans ces nombreux circuits? Que voir, que remarquer, qu'observer dans ces longs et sinueux trajets?

Car, savoir observer, voilà la vraie difficulté. Celui qui ne sait pas observer, spectateur inutile devant les phénomènes les plus importants, reste souvent sans idée, sans conviction; ignorant de la science qui rattache les effets aux causes, il s'épuise en vain à saisir un enchaînement entre les phénomènes, ou, ce qui est plus fâcheux encore, il crée une liaison arbitraire et fausse, et prend son œuvre pour celui de la nature et l'erreur pour la vérité.

Ici se fait sentir l'influence de la théorie.

De tout temps l'hygiène a reflété les doctrines physiologiques et l'histoire nous montre ses théories, comme celles de la physiologie, successivement humorales, physiques, chimiques, mécaniques et vitales. Aucune de ces théories ne serait bien venue à vouloir s'imposer aujourd'hui à notre science; mais chaque hygiéniste, suivant ses idées, emprunte plus ou moins souvent aux sciences physiques l'explication de ce qui se passe dans l'économie animale, tandis que d'autres croient à une sorte de lutte entre les lois vitales et les lois physiques ou à l'exclusion de ces dernières en physiologie.

Voici, à cet égard, nos convictions : Dans l'économie animale, toute loi physique est satisfaite, et cependant rien de purement physique ne s'accomplit, tout est modifié par des conditions particulières aux corps vivants. « Tout phéno- » mène physiologique se passe suivant la diago- » nale d'un parallélogramme dont un côté est » représenté par les lois physiques et l'autre par » les lois vitales. » (Pelletan.) Celui qui voudrait faire une histoire isolée des phénomènes physiques de la vie serait arrêté à chaque pas et forcé de laisser partout des lacunes ou de remplacer les données de l'observation par des hypothèses gratuites, tandis que celui qui se refuserait à appliquer les notions fournies par la physique et la chimie, resterait volontairement en arrière de son siècle.

Mais ce qui importe surtout à notre science, c'est l'application des méthodes suivies par les sciences physiques; et l'on verra, si je ne me trompe, cette application changer véritablement la face de l'hygiène, et, tout en imprimant à son enseignement un caractère scientifique, ajouter à son utilité réelle.

Si l'on cherche à se rendre compte des lois qui régissent les sciences positives, on s'aperçoit qu'elles ne sont, en définitive, que le résumé des faits, d'une immense quantité de faits; qu'elles ne sont que l'expression rigoureuse de leur succession. L'astronomie est là, pour nous fournir des preuves éclatantes de cette vérité.

Mais pour arriver à des résultats si satisfaisants, il faut faire l'histoire exacte des phénomènes que l'on étudie, car toute science qui n'est pas de l'histoire est nécessairement incomplète, et court le risque d'être fausse. Et comment, en effet, pourriez-vous prétendre à connaître un phénomène, si vous ignorez comment il a pris naissance, comment il s'est développé, comment il a fini? Et lorsque vous aurez recueilli ces données précieuses, lorsque vous vous serez assuré

que vous avez bien saisi tous les moments suc-
cessifs de cette existence phénoménale , vous
connaîtrez sa loi, vous saurez, sur ce sujet, tout
ce que l'homme peut savoir, du moins dans l'é-
tat actuel des connaissances, et jusqu'à ce qu'une
observation plus savante vienne découvrir des
faits inaperçus , signaler des conditions négli-
gées. Alors, si vos conclusions n'étaient pas trop
générales, elles resteront et seront seulement
changées dans ce qu'elles avaient d'incomplet.
Dans le cas contraire, tout votre édifice croulera,
et c'est à peine s'il en échappera quelques
pierres.

Pour accomplir dignement ce travail d'observation historique, il faudrait à une patiente inves-
tigation joindre et l'esprit d'analyse et le génie de
la synthèse; mais s'il ne peut être donné à tout le
monde d'atteindre ici la perfection, du moins
doit-on s'efforcer d'approcher du but.

Abordez ces faits, et vous allez voir surgir
partout des difficultés. Et d'abord, ce que l'on ne
sait pas assez, ce que l'on ne devrait jamais oublier, c'est qu'un fait n'est jamais une unité pure,
mais se compose, être complexe, d'une multi-
tude de faits partiels. Observez successivement
chacun de ces derniers, et venez , avec la statistique, vous emparer du plus grand nombre d'u-

nités possible; plus il y en aura, et plus vos calculs se rapprocheront du vrai, car *la précision des résultats croit comme la racine carrée du nombre des observations* (Quetelet). Aussi le seul reproche que l'on puisse adresser à la statistique, c'est la difficulté de son application; mais quelle ingratitude n'y aurait-il pas à méconnaître les immenses services qu'elle a déjà rendus à l'hygiène en particulier, à l'hygiène publique surtout, qui pourrait à peine aujourd'hui faire un pas sans son secours? Eh bien! si la statistique vous a trompé, appelez-en à une statistique mieux faite. L'observation ne corrige-t-elle pas tous les jours l'observation ?

Appliquons maintenant nos principes généraux à notre sujet spécial , car souvent les généralités les plus satisfaisantes en apparence n'empêchent pas l'erreur, quand on en vient aux détails. Fidèle à notre loi d'observer historiquement les faits, lorsque nous chercherons à connaître l'influence d'un des modificateurs sur l'organisme, nous le prendrons au moment où il fait sa première impression, et nous suivrons les phénomènes jusqu'au résultat dernier, la santé ou la maladie; nous montrerons d'abord les modifications physiques ou chimiques produites par cet agent, prenant grand soin de noter et les analogies avec les phénomènes purement physiques et les différences qu'apportent les conditions de vitalité; puis nous passerons aux modifications physiologiques : 1° de sensibilité; 2° de contractilité; 3° de composition et de décomposition.

Ici nous sentons la nécessité de rendre notre observation plus précise, car nous ne saurions oublier que la médecine n'est devenue une science satisfaisante pour l'esprit que depuis qu'elle a renoncé aux idées vagues, et qu'elle a rattaché les maladies aux organes; résultat incontestable de la révolution médicale moderne.

Expliquons-nous : nous n'entendons pas exclure de l'organisme les fluides qui le traversent, le pénètrent, l'imbibent, si je puis ainsi dire, et font corps avec lui, destinés à devenir solides : car, qui pourrait dire où est la limite qui sépare ces deux formes de la matière animale dans l'intimité des tissus ?

Tout modificateur externe agit sur l'organisme par contact ou par absorption. Ordinairement l'être vivant est prévenu de ce contact par une sensation, qui manque cependant dans certaines circonstances. Dans tous les cas, le mouvement circulatoire des fluides est dérangé localement, comme il aurait pu l'être généralement, s'il y avait eu absorption. Que se passe-t-il maintenant dans l'intérieur de la trame vivante? Nous l'ignorons; mais nous savons que si la contractilité a été modifiée, nous ne tardons pas à voir les sécrétions altérées fournir des produits différents de l'état normal, et la nutrition viciée changer les conditions physiques des organes. Tout cela s'est enchaîné, tout cela a marché de nécessité en nécessité, et nous avons pu voir ces phénomènes s'accomplir dans un point circonscrit, ou s'étendre et se généraliser dans l'organisme, mais à différents degrés dans les différents tissus, car là où les conditions physiques diffèrent, les résultats d'une même cause ne sauraient être les mêmes.

A la contractilité se rattache l'excitation normale et l'excitation maladive ou irritation, l'irritation, le plus appréciable et le mieux connu de tous ces phénomènes, bien qu'elle ait, elle aussi, ses mystères impénétrables; jusqu'ici nous serons bien incertains, bien embarrassés, bien chancelants, quand nous ne l'aurons pas pour guide.

C'est la douleur qui ouvre ordinairement la scène; et qui de nous pourrait compter toutes les impressions douloureuses dont il a été ému! Voilà l'homme averti du mal qui le menace; mais parce qu'il n'est pas abattu, il ne se croit pas atteint ; frappé, il se croit invulnérable et ne change rien à son genre de vie, rien à ses habitudes ordinaires. Cependant la douleur a retenti au loin, tout le système nerveux a été ébranlé ; c'est un mouvement commencé, il faut maintenant qu'il s'épuise. S'il était léger au début, si ''économie était dans de bonnes conditions d'équilibre, il s'éteindra presque aussitôt, et c'est à peine si quelque contraction fibrillaire, si quelque émotion circulatoire trahiront ce qui s'est passé à l'intérieur. L'homme a désormais échappé, et c'est à son insu.

Mais que l'ébranlement soit plus profond ou les organes plus fragiles, et vous allez voir se dérouler une succession de phénomènes précipités, menaçants, que terminera une sorte de crise naturelle, seule voie de salut.

Toute émotion grave, toute stimulation vive, se propage à la trame organique et l'ébranle quand elle ne la brise pas ; chaque organe, chaque tissu s'agite à sa manière. Ici, se précipite le sang ; la partie rougit et se gonfle, sa température s'élève jusqu'à celle du sang artériel, pendant qu'elle devient le siége d'un courant de calorique plus rapide ; un degré de plus, et l'inflammation régnera ; mais le sang, repris par les capillaires, quitte l'organe menacé ou s'en échappe

par une hémorrhagie spontanée ; l'exaltation nerveuse s'apaise peu à peu , la chaleur diminue , et
bientôt tout est rentré dans l'ordre.

D'autres fois cette même stimulation qui avait
appelé le sang dérive sur le système nerveux,
provoque la douleur et mille sensations diverses,
puis disparaît subitement sans laisser d'autres
traces qu'un souvenir confus.

Dans d'autres cas encore, l'excitation se dissé-
mine à la périphérie, se répand dans les glandes
cutanées et s'écoule avec des flots de sueur. Enfin, dans d'autres cas encore, c'est sur des sécré-
teurs internes, sur les glandes salivaires, sur le
foie, sur les cryptes muqueux que va retentir l'é-
branlement, et c'est dans une abondante effu-
sion de salive, de bile ou de mucus qu'il épuise
sa force dernière.

Telle est la marche que suit toute stimulation
organique dans l'état de santé; telle est aussi la
direction que doit lui imprimer l'hygiène quand
l'équilibre va se perdre et que l'imminence morbide est sur le point de faire place à la maladie.
Son devoir est de seconder la tendance aux hé-
morrhagies naturelles, et à leur défaut d'en pro-
voquer d'artificielles, de favoriser les sueurs ou
les évacuations alvines, suivant la disposition
plus facile à l'une ou à l'autre sécrétion.

C'est en agissant ainsi et en écartant les causes morbifiques dont elle parvient à se rendre maîtresse, que notre science accomplit cette double mission d'entretenir la santé et de prévenir les maladies.

On nous verra, dans cette histoire de la santé, saisir avidement les explications toutes les fois qu'elles sortiront spontanément de l'exposition même des faits; mais renoncer à les trouver lorsqu'elles ne nous sembleront pas présenter ce caractère logique.

Malheureusement les faits de cette nature ne sont ni les moins nombreux, ni les moins intéressants de notre science.

Pour ce qui regarde la sensibilité, narrateur fidèle et réservé, nous nous bornerons à décrire les phénomènes souvent si extraordinaires et si incompréhensibles qu'elle présente.

Quant à ceux de composition et de décomposition, qui comprennent les fonctions d'absorption, de sécrétion et de nutrition, incapable d'en comprendre le mécanisme, malgré les prétentions de certaine école, nous les ferons connaître par leurs effets, ayant soin de signaler d'ailleurs les tentatives faites pour lever le voile épais qui les couvre encore.

Ce que l'hygiène doit surtout éclairer, c'est

l'histoire des causes des maladies. Peut-être même est-elle destinée à opérer à cet égard, entre les opinions, des rapprochements inattendus.

Rarement l'homme tombe-t-il tout-à-coup frappé par une cause violente (1); sa puissante organisation échappe sans cesse à des atteintes continuellement répétées; mille fois penché sur le bord de l'abîme, il se relève mille fois; c'est à peine s'il vit deux instants de suite sans avoir à triompher d'une cause de maladie, d'une menace de destruction. Quelle n'est donc pas l'erreur du médecin qui, voyant une maladie, cherche sa cause? Sa cause! comme si cette affection n'avait pas été précédée de l'action de mille causes diverses, comme si l'organisme n'avait pas long-temps oscilllé avant de fléchir tout-à-fait!

Que l'on cesse de chercher *une* cause à mettre en face d'*une* maladie. Plusieurs causes peuvent produire la même maladie, plusieurs maladies peuvent résulter d'une même cause; et parmi les innombrables influences au milieu desquelles l'homme vient naître, vivre et mourir, ce n'est presque jamais une seule cause qu'il faut accuser, c'est un grand nombre de causes. Que les méde-

(1) Voyez l'*Histoire des phlegmasies chroniques.*

cins cherchent donc, non plus la cause d'une maladie, mais les circonstances qui favorisent son explosion, les conditions appréciables de son développement. Alors ils seront dans le vrai; alors si quelques uns d'entre eux nient, par exemple, que l'inflammation puisse être cause de tubercules, du moins admettront-ils tous que c'est une condition qui en favorise et en accélère le développement; puis ils chercheront les autres conditions, et à mesure qu'ils en constateront de nouvelles, ils s'empresseront de les écarter s'il est possible, ou de les combattre si on ne peut les éviter.

Cette manière d'envisager toute question d'étiologie éloigne l'influence de toute idée préconçue, et permet d'enregistrer avec ordre toutes les connaissances médicales à mesure qu'elles sont acquises.

L'observation des *conditions du maintien et du dérangement de la santé* suivant ces principes, qui sont ceux des sciences physiques, est, si je ne me trompe, un des services les plus éminents que l'hygiène puisse rendre à la médecine.

Nous nous sommes expliqué ailleurs (*Hygiène morale*. Préface) sur les secours qu'elle prête aux autres branches de la médecine; sur les données précieuses qu'elle fournit à l'éducation, à la morale, à l'économie politique et à la législation ; nous nous contenterons ici d'énoncer ces vérités, persuadé qu'elles seront comprises aussi largement que nous les avons entendues nous-même.

Tel est, à nos yeux, le but de l'hygiène ; telle est la méthode d'enseignement qui la montrera enfin ce qu'elle est, tout ce qu'elle est, et rien que ce qu'elle est.

FIN.

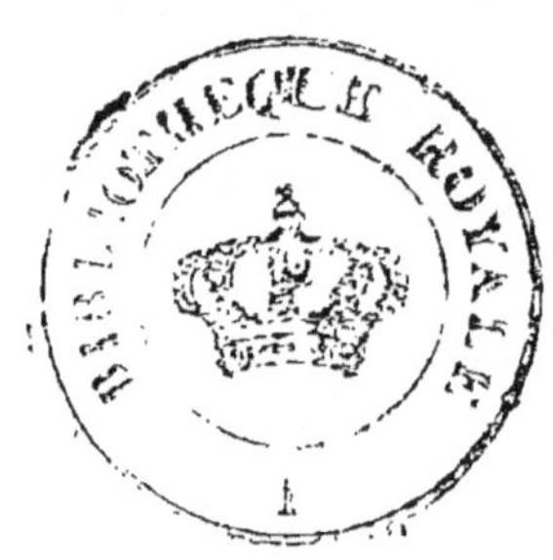